BEI GRIN MACHT SICH IHR
WISSEN BEZAHLT

AF136257

- Wir veröffentlichen Ihre Hausarbeit,
  Bachelor- und Masterarbeit

- Ihr eigenes eBook und Buch -
  weltweit in allen wichtigen Shops

- Verdienen Sie an jedem Verkauf

Jetzt bei www.GRIN.com hochladen
und kostenlos publizieren

GRIN :)

Gesundheitsmodelle und ihre Anwendung in der betrieblichen Gesundheitsprävention

Katharina Gross

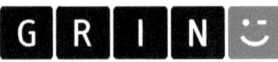

Bibliografische Information der Deutschen Nationalbibliothek:

Die Deutsche Nationalbibliothek verzeichnet diese Publikation in der Deutschen Nationalbibliografie; detaillierte bibliografische Daten sind im Internet über http://dnb.d-nb.de abrufbar.

ISBN: 9783346290915
Dieses Buch ist auch als E-Book erhältlich.

Druck und Bindung: Books on Demand GmbH, Norderstedt Germany
Gedruckt auf säurefreiem Papier aus verantwortungsvollen Quellen

Das vorliegende Werk wurde sorgfältig erarbeitet. Dennoch übernehmen Autoren und Verlag für die Richtigkeit von Angaben, Hinweisen, Links und Ratschlägen sowie eventuelle Druckfehler keine Haftung.

Das Buch bei GRIN: https://www.grin.com/document/948315

Hausarbeit

Modul: Gesundheitspsychologie

Alternative A

SRH Fernhochschule – The Mobile University

Modul: Gesundheitspsychologie
Studiengang: B. Sc. Psychologie
Name: Katharina Gross

Inhaltsverzeichnis

Abkürzungsverzeichnis

BGF	Betriebliche Gesundheitsförderung
bspw.	beispielsweise
bzw.	beziehungsweise
d. h.	das heißt
et al.	Lat.: et alii = Dt.: und andere
S.	Seite
SIT	Stressimpfungstraining
SKT	Sozial-kognitive Theorie
SWE	Selbstwirksamkeitserwartung
TTM	Transtheoretisches Modell
u. a.	unter anderem
v. a.	vor allem
z. B.	zum Beispiel

Abbildungsverzeichnis

1 Einleitung

In der gegenwärtigen Arbeitswelt verbringen viele Menschen einen großen Teil des Tages im Sitzen. Damit einher gehen gesundheitliche Risikofaktoren wie Bewegungsmangel und die Aufnahme von zu viel Energie über Nahrung, welche durch die wenige körperliche Aktivität nicht verbraucht wird. Die häufigsten Folgen sind Übergewicht, Bluthochdruck, die koronare Herzkrankheit bis hin zu Schlaganfall und Herzinfarkt. Viele Menschen wissen um ihr gesundheitliches Risikoverhalten. Einige nehmen sich vor, die „schlechten Angewohnheiten" zu ändern, sich mehr zu bewegen und dennoch gelingt vielen eine dauerhafte Verhaltensänderung nicht.

Die angefügte Grafik zeigt, dass Herz-Kreislauf-Erkrankungen die höchsten Kosten im deutschen Gesundheitssystem verursachen. Betriebe spüren diese Ausfallzeiten durch entstehende Mehrkosten. Somit ist es aus wirtschaftlich-materieller Sicht im Interesse der Unternehmen, gesunde Mitarbeiter zu haben. Gleichzeitig sind gesunde und zufriedene Angestellte leistungsfähiger. Im Wettstreit um kompetente Fachkräfte punkten zunehmend solche Unternehmen, die Rücksicht auf die „Work-Life-Balance" ihrer Mitarbeiter nehmen.

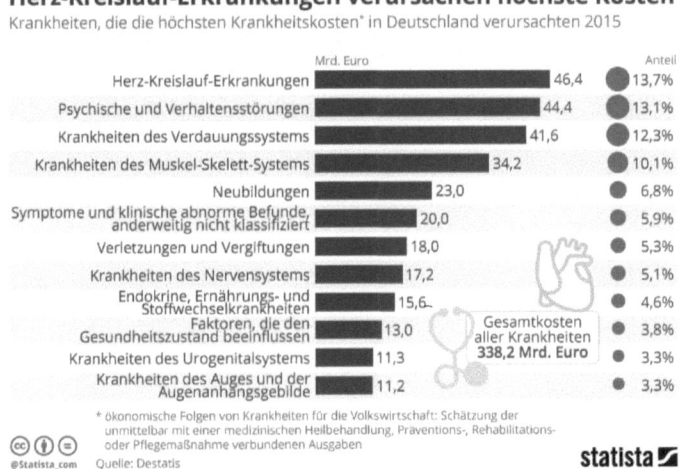

Herz-Kreislauf-Erkrankungen verursachen höchste Kosten
Krankheiten, die die höchsten Krankheitskosten* in Deutschland verursachten 2015

Krankheit	Mrd. Euro	Anteil
Herz-Kreislauf-Erkrankungen	46,4	13,7%
Psychische und Verhaltensstörungen	44,4	13,1%
Krankheiten des Verdauungssystems	41,6	12,3%
Krankheiten des Muskel-Skelett-Systems	34,2	10,1%
Neubildungen	23,0	6,8%
Symptome und klinische abnorme Befunde, anderweitig nicht klassifiziert	20,0	5,9%
Verletzungen und Vergiftungen	18,0	5,3%
Krankheiten des Nervensystems	17,2	5,1%
Endokrine, Ernährungs- und Stoffwechselkrankheiten	15,6	4,6%
Faktoren, die den Gesundheitszustand beeinflussen	13,0	3,8%
Krankheiten des Urogenitalsystems	11,3	3,3%
Krankheiten des Auges und der Augenanhängsgebilde	11,2	3,3%

Gesamtkosten aller Krankheiten 338,2 Mrd. Euro

* ökonomische Folgen von Krankheiten für die Volkswirtschaft: Schätzung der unmittelbar mit einer medizinischen Heilbehandlung, Präventions-, Rehabilitations- oder Pflegemaßnahme verbundenen Ausgaben
@Statista_com   Quelle: Destatis

statista

Abbildung 4: Herz-Kreislauf-Erkrankungen verursachen die höchsten Kosten in Deutschland
(Quelle: Nier, H. (2017), Herz-Kreislauf-Erkrankungen verursachen höchste Kosten, Zugriff am 30.09.2020, von https://de.statista.com/infografik/11301/herz-kreislauf-erkrankungen-verursachen-hoechste-kosten/)

Im Zuge dessen engagieren sich immer mehr Unternehmen v. a. für primäre Präventionsangebote innerhalb des Betriebes. Das Ziel ist, gesundheitliche Risikofaktoren zu erkennen und zu modifizieren, bevor sie zu Erkrankungen führen.

Die vorliegende Arbeit erläutert zunächst unterschiedliche Theorien von Gesundheitsmodellen mit jeweils verschiedenen Schwerpunkten. Je nach Intension finden sie im Praxisteil an unterschiedlicher Stelle Anwendung. Des Weiteren wird im Hauptteil der Arbeit ein Unternehmen vorgestellt, das im Wettbewerb um Fachkräfte sein Angebot zur innerbetrieblichen Gesundheitsprävention ausbauen möchte. Dazu werden sowohl verhaltenspräventive als auch verhältnispräventive Ideen eruiert.

2 Gesundheitsmodelle

2.1 Das kontinuierliche Prädiktionsmodell am Beispiel der sozial-kognitiven Theorie von Bandura

Charakteristisch für ein kontinuierliches Prädiktionsmodell ist, allgemeingültige Risikofaktoren für das Gesundheitsverhalten aufzuzeigen. Es geht nicht um die individuelle Situation einer Person. Vielmehr gilt die Annahme, dass sich alle Menschen auf einer Ebene befinden und Verhaltensänderungen des Menschen einen linearen Prozess durchlaufen (Daniel/Jansen, 2018, S. 39).

Eines der bekanntesten kontinuierlichen Prädiktionsmodelle ist die sozial-kognitive Theorie (SKT) von Bandura (1977). Sie betont die Relevanz von Zielen in Bezug auf Verhaltensänderungen. Der zentrale Begriff der SKT ist die „Selbstwirksamkeitserwartung". Sie drückt aus, wie sehr eine Person davon überzeugt ist, ihr Ziel (die Verhaltensänderung) erreichen zu können. Weitere Einflussfaktoren sind die Handlungsergebniserwartung und die sozial unterstützenden (oder hemmenden) Faktoren (Knoll/Schwarzer/Rieckmann, 2013, S. 27-28). Die Handlungsergebniserwartung betrifft die Folgen der Verhaltensänderung: Bspw. verliert eine übergewichtige Person durch ihre Verhaltensänderung, regelmäßig Sport zu treiben, an Gewicht. Die Handlungserwartung ist erreicht, weil sich der Blutdruck normalisiert und das Risiko für Herzinfarkt und Schlaganfall sinkt. Bandura räumt der sozialen Komponente in seinem Modell einen wichtigen Stellenwert ein. Einerseits kann soziale Unterstützung in Form von Zuspruch und Ermutigung eine Person positiv bestärken. Zum anderen kann ein Umfeld sich auch negativ auswirken, etwa wenn der Versuch, regelmäßig Sport zu treiben, lächerlich gemacht oder nicht ernst genommen wird.

2.2 Das Stadienmodell am Beispiel des transtheoretischen Modells

Anders als kontinuierliche Prädiktionsmodelle bringen Stadien- oder Stufenmodelle zum Ausdruck, dass Verhaltensänderungen in verschiedenen Phasen vollzogen werden. Stadienmodelle heben die Rücksichtnahme auf die Individualität des Entwicklungsstandes einer Person hervor. Die Gedanken, Gefühle („Mindsets") und Ziele von Menschen, die sich in verschiedenen Phasen befinden, unterscheiden sich voneinander, während Menschen, die sich in der gleichen Phase befinden, ähnliche Bedürfnisse und Ziele haben (Lippke/Renneberg, 2006, S. 47). Bedingung für eine voranschreitende Entwicklung ist, dass es Reize gibt, die zur Situation bzw. Phase des Individuums passen. Nur so kann eine Stufe abgeschlossen und die nächste beschritten werden.

Ein bekanntes Beispiel eines Stadienmodells ist das „transtheoretische Modell". Es umfasst sechs Stufen, die im Folgenden benannt sind (Daniel/Jansen, 2018, S. 40; Knoll et al., 2013, S. 53):

1. Präkontemplation
   In dieser Phase befinden sich Personen, die nicht darüber nachdenken, ihr Verhalten innerhalb der nächsten sechs Monate zu ändern.
2. Kontemplation
   Die Kontemplationsphase zeichnet sich durch die Überlegung aus, ein Risikoverhalten möglicherweise zu ändern.
3. Vorbereitung
   Während der Vorbereitungsphase wird eine konkrete Planung der Verhaltensänderung vorgenommen.
4. Handlung
   Die Pläne der Vorbereitungsphase werden in die Tat umgesetzt.
5. Aufrechterhaltung
   Gegenstand der Aufrechterhaltungsphase ist die Stabilisierung des Verhaltens, um Rückfällen vorzubeugen. Sie dauert ungefähr fünf Jahre.
6. Termination
   Die Verhaltensänderung ist zur Gewohnheit geworden und erfordert keine Anstrengung mehr. Eine Rückfallwahrscheinlicht besteht nicht mehr.

2.3 Die integrative Gesundheitstheorie am Beispiel des HAPA-Modells

Anders als in den zuvor beschriebenen Theorien kombinieren integrative Modelle sowohl Elemente aus Prädiktions- als auch aus Stadienmodellen. Dadurch bieten sie derzeit die bestmögliche Berücksichtigung der komplexen Zusammenhänge des Gesundheitsverhaltens. Beispielhaft wird hierfür das „sozialkognitive Prozessmodell des Gesundheitsverhaltens" eingehend erläutert. Eine Übersicht des Modells nach Berliner Gesundheitspsychologen sieht folgendermaßen aus.

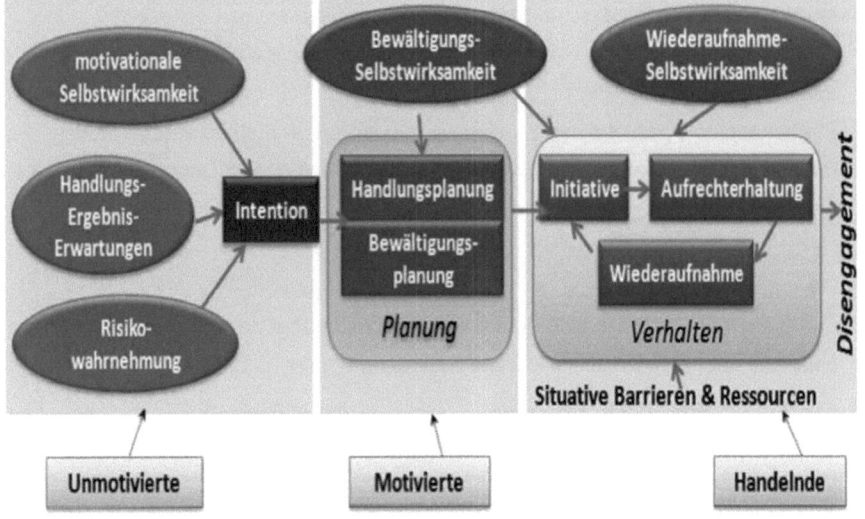

Abbildung 5: Das sozial-kognitive Prozessmodell des Gesundheitsverhaltens (Health-Action-Process-Approach, HAPA)
(Quelle: Schwarzer/Fleig, (2015), Von der Risikowahrnehmung zur Änderung des Gesundheitsverhaltens – Ein langer Weg, S. 8).

Wie bei einem Stadienmodell werden die Phasen des HAPA-Modells nacheinander durchlaufen. „Unmotivierte" oder sogenannte „Non-Intender" befinden sich in der **präintentionalen Phase** bzw. im **motivationalen Stadium** (Lippke/Renneberg, 2006, S. 56). Sie haben sich noch keine Gedanken über eine Verhaltensänderung gemacht. Häufig hängt dies damit zusammen, dass sich die Personen ihres Risikoverhaltens nicht bewusst sind. Damit hier eine Änderung eintritt, spielen drei Impulsgeber eine wesentliche Rolle. Durch die **Risikowahrnehmung** (Hammelstein, 2006, S. 63) registriert eine Person, dass ihr Verhalten ein Gesundheitsrisiko darstellt, und wird sich ihrer „Verwundbarkeit" bewusst. Dadurch wird ein Entscheidungsprozess in Gang gebracht und die Motivation, das schädigende Verhalten zu ändern, steigt.

Im Rahmen der **Handlungsergebniserwartung** wiegt der Betroffene die positiven und negativen Konsequenzen einer Verhaltensänderung ab. Bspw. registriert er, dass es ihn zwar Überwindung kostet, sich regelmäßig zu bewegen, dafür jedoch das

9

Übergewicht reduziert wird und das Risiko, an einer Kreislauferkrankung zu leiden, reduziert wird.

Ein bedeutsamer Einflussfaktor während des gesamten Prozesses ist die **Selbstwirksamkeitserwartung** (SWE). Der Betroffene kann sein Ziel der Verhaltensänderung nur erreichen, wenn er davon überzeugt ist, sein Vorhaben umsetzen zu können. Utopische Zielsetzungen sind zum Scheitern verurteilt und kontraproduktiv. Wie schon Banduras Theorie nimmt auch im HAPA-Modell die SWE eine fundamentale Rolle ein. Aufgrund des Wissens wird ein Ziel formuliert, wie bspw. sich regelmäßig zu bewegen, um Übergewicht abzubauen. Mit dieser Intention wechselt der „Non-Intender" zum „Intender" bzw. zu einem Motivierten und gelangt in die postintentionale und volitionale Phase. Gegenstand dieses Stadiums ist die konkrete Planung der Verhaltensänderung (Daniel/Jansen, 2018, S. 45). Dieser Schritt wird auch präaktionale Phase genannt, weil er unmittelbar vor der Umsetzung der Verhaltensänderung stattfindet. Idealerweise beinhaltet ein Plan Fakten wie Zeitpunkt, Ort und Methode. Z. B. ist die Planung, sich nach dem Arbeiten noch bewegen zu wollen, nicht besonders zielführend. Konkreter wäre das Vorhaben, um 18 Uhr mit den Laufschuhen drei Runden um den Stadtgarten zu joggen. Eine Metaanalyse von Gollwitzer und Sheeran (zit. nach Schüz/Renneberg, 2006, S. 130) zeigte, dass mit Hilfe von konkreten Plänen Vorhaben zuverlässiger umgesetzt werden. Zur Planungsphase gehört neben der Interventionsplanung die Planung von Bewältigungsstrategien. Diese können so aussehen, dass für den Fall von Regenwetter statt der genannten Joggingrunden zur gleichen Zeit zwanzig Bahnen im städtischen Hallenbad geschwommen werden. Wie zuvor bereits ausgeführt, ist es bedeutsam, dass die Pläne im Sinne der SWE für die jeweilige Person zu bewältigen sein müssen. Zusammenfassend lässt sich festhalten, dass zwischen präaktionaler SWE in der motivationalen Phase und einer Aufrechterhaltungs- bzw. Wiederherstellungs-SWE in der volitionalen Phase unterschieden wird (Schwarzer/Renner, 2000, zit. nach Knoll et al., 2013, S. 51). Beginnt nun der „Intender" mit der Ausführung seiner Verhaltensänderung, tritt er in die aktionale Phase ein und wechselt zum Status eines „Aktiven". Um auch während widriger Umstände das Ziel aufrechtzuerhalten, muss der Betroffene über Ressourcen verfügen, die ihm das Durchhalten ermöglichen. Das kann in Form von sozialer Unterstützung von Freunden oder der Familie sein. Menschen, die über eine hohe SWE verfügen, fällt es leichter, an ihren Zielen festzuhalten (Lippke/Renneberg, 2006, S. 42).

Das HAPA-Modell endet mit der postaktionalen Phase, nämlich einer Auswertung von Erfolg und Misserfolg. Es ist naheliegend, dass eine erfolgreiche Umsetzung der Motivation und weiteren Durchführung des „neuen" Verhaltens dienlich ist. Im Falle von Misserfolg gibt es einerseits die Möglichkeit, dass das „neue" Verhalten abgebrochen wird (Disengagement) oder die Motivation aufrechterhalten bzw. wiederaufgenommen wird, um das ursprüngliche Ziel doch noch zu erreichen (Wiederaufnahme). In dieser Situation nehmen Rückfallinterventionsprogramme einen großen Stellenwert ein.

2.3 Die transaktionale Stresstheorie nach Lazarus

Neben den reaktions- und stimulusbezogenen Stresstheorien, welche sich auf die Reaktionsmuster und die stressverursachenden Reize konzentrieren, existieren transaktionale Stresstheorien. Eines der bekanntesten Modelle ist die transaktionale Stresstheorie nach Lazarus und Folkman (1984). Neuartig an deren Stresstheorie ist die zunehmende Rolle des Kognitivismus im Gegensatz zu den zuvor sehr behavioristisch geprägten Modellen. Die transaktionale Stresstheorie führt das Wahrnehmen von Stress nicht allein auf Reize zurück, sondern darauf, wie eine Person die Reize bewertet. Selbst fordernde Situationen müssen für ein Individuum nicht zwangsläufig Stress bedeuten. Erst wenn das Individuum die Situation als „aversiv" bewertet (Knoll et al., 2013, S. 94), sich also der Herausforderung nicht gewachsen fühlt, kommt es zu einem Stressempfinden. Folglich liegt es maßgeblich an der Interpretation und Wahrnehmung einer Person, wann und wodurch deren individuelle Grenzen überschritten werden und negativer Stress empfunden wird. Lazarus hat für diesen Sachverhalt den Begriff der „Primärbewertung" geprägt, womit die Situationseinschätzung gemeint ist (Knoll et al., 2013, S. 95). Parallel oder daran anknüpfend findet die „Sekundärbewertung" statt. Dabei gleicht eine Person ihre individuellen Ressourcen und Bewältigungsstrategien mit der Situation ab. Essentiell an dieser Theorie ist, dass nicht nur einer der Aspekte (Situation oder Ressourcen) in Betracht gezogen wird, sondern die Wechselwirkung des sogenannten „Person-Umwelt-Prozesses" relevant ist (Daniel/Jansen, 2018, S. 52).

Wird dabei ein Ungleichgewicht festgestellt, d. h., die eigenen Kräfte und Strategien reichen nicht aus, um eine Herausforderung zu meistern, liegen Stress-episoden bspw. in Form von Schaden, Verlust, Bedrohung sowie Gewinn oder Gleichgültigkeit vor (Knoll et al., 2013, S. 96). In welchem Ausmaß Reize zu Stressepisoden führen, hängt nach Lazarus maßgeblich von den Coping-Strategien eines Individuums ab, d. h. über welche Mittel eine Person zur Stressbewältigung verfügt.

3 Betriebliche Gesundheitsprävention von Kreislauferkrankungen

Gegenstand der betrieblichen Gesundheitsprävention sind die Aufklärung über gesundheitliche Risikofaktoren und die Förderung der Bewältigungsressourcen. Zur Umsetzung bieten einige Firmen innerbetriebliche Angebote, wie bspw. Bewegungsprogramme oder Entspannungsverfahren. Der Sinn, weshalb Arbeitgeber in die Gesundheit ihrer Mitarbeiter investieren sollten, ist leicht zu verstehen: Zum einen verursachen krankheitsbedingte Arbeitsausfälle enorme Kosten und zum anderen erbringen gesunde und „fitte" Arbeitnehmer eine bessere Arbeitsqualität. Wie die untenstehende Grafik zeigt, sind Herz-Kreislauf-Erkrankungen neben Krebs- und Lungenerkrankungen die häufigste Todesursache in Deutschland.

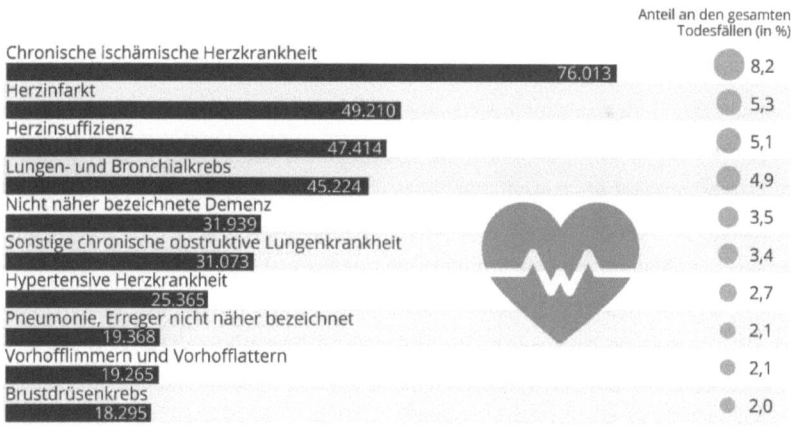

Abbildung 6:   Herz-Kreislauf-Erkrankungen sind die Todesursache Nr. 1 in Deutschland
(Quelle: Wagner, P. (2018), Herz-Kreislauf-Erkrankungen sind Todesursache Nr. 1, Zugriff am 30. 09. 2020, von https://de.statista.com/infografik/15480/haeufigste-todesursachen-in-deutschland/)

Obwohl die WHO bereits 1986 mit der Ottawa-Charta zur Gesundheitsförderung aufrief, hat die deutsche Bundesregierung erst zum 01. Januar 2018 ein Gesetz verabschiedet, das die betriebliche Gesundheitsförderung steuerlich unterstützt. Im Rahmen von Präventionsmaßnahmen wie Bewegungsprogrammen, Ernährungsangeboten, Suchtprävention und Stressbewältigung kann ein Unternehmen bis zu 600 Euro pro Mitarbeiter und Jahr steuerfrei absetzen.

Man unterscheidet zwischen verhaltenspräventiven und verhältnispräventiven Ansatzpunkten. Die verhaltenspräventiven Aspekte verfolgen eine Verhaltensänderung des Individuums. Die Verhältnisprävention hingegen betrachtet die Interaktionsweise der physischen und sozialen Umgebung, in der sich eine Person befindet.

3.1 Firmensituation und Vorhaben

Die Firma Reservix GmbH mit Sitz in Freiburg ist Experte für die Ticketorganisation von Veranstaltungen. Der Ticketexperte wickelt von der Buchung über die Raumbelegung bis zur Zahlung und Zusendung der Tickets alle Vorgänge für die betreffenden Veranstalter ab. Die knapp 300 Mitarbeiter verrichten ihre Tätigkeit hauptsächlich am Schreibtisch. Aufgrund der Coronakrise gelten nun strenge Auflagen für das Belegen von Konzert- und Veranstaltungshallen. Um die Kapazitäten der Veranstaltungsräume optimal nutzen zu können, will Reservix spezielle Belegungsprogramme entwerfen, die für verschiedene Veranstalter individuell einsetzbar sind. Dafür benötigt die Firma IT-Fachkräfte und will sich sowohl für die bestehende Belegschaft als auch für die zukünftigen Mitarbeiter als zukunftsträchtiges Unternehmen stark machen, bei dem die Gesundheit der Mitarbeiter einen hohen Stellenwert einnimmt.

Die Geschäftsführung folgt der Empfehlung des Bundesministeriums für Gesundheit und hat ein kleines Team aus Mitarbeiter verschiedener Abteilungen zusammengestellt (Bundesgesundheitsministerium: Betriebliche Gesundheitsförderung – Einstieg und erste Schritte). Ziel des Treffens ist es, Ideen und konkrete Handlungsvorschläge zu sammeln, um im Rahmen einer betrieblichen Gesundheitsprävention den Mitarbeitern ein fundiertes Konzept anbieten zu können. Da einer der häufigsten Gründe für krankheitsbedingtes Fehlen auf Erkrankungen des Kreislaufsystems zurückzuführen ist, wird an diesem Punkt angesetzt.

3.2 Impulsgeber „Gesundheitstag"

Mit einem „Gesundheitstag" will das Team von Reservix den Kollegen die Relevanz von Risikofaktoren für Kreislauferkrankungen näherbringen. Durch eine ansprechende Auftaktveranstaltung am Vormittag soll der gesamten Belegschaft klar gemacht werden, dass der Firma das Thema ein ernstes Anliegen ist. Bezugnehmend auf das HAPA-Modell wird so die motivationale Phase mit der Intentionsbildung angestoßen.

Die Basisveranstaltung wird von einem Mediziner gehalten, der generelle Informationen über Ursachen und Folgen von Kreislauferkrankungen gibt. Das Hauptziel der Maßnahme ist eine Sensibilisierung der Mitarbeiter für die Risikowahrnehmung in ihrem (Arbeits-) Alltag. Außerdem wird durch eine Überblicksveranstaltung am Vormittag gewährleistet, dass Mitarbeiter, die sich bislang noch keine Gedanken über ein gesundheitliches Risikoverhalten gemacht haben, einen interessanten Einstieg und eine grundlegende Wissensbasis in das Themenfeld bekommen.

Der Mediziner könnte bspw. erklären, wie Bluthochdruck, Herzinfarkt und Schlaganfall entstehen. Er referiert über die Artherosklerose als auch die Arteriosklerose und erklärt für Laien verständlich, was dabei im Körper passiert und worin die Gesundheitsgefährdung besteht. Die Angestellten erfahren, dass es sich um zwei degenerative Erkrankungen handelt, deren Voranschreiten durch bestimmte Lebensweisen massiv gefördert und hervorgerufen wird. Bei der Artherosklerose handelt es sich um Ablagerungen (Plaque) von Cholesterin und Blutfetten (Lipiden) an den Arterien. Diese führen zu Verengungen und Durchflussstörungen des Blutes. Die Arteriosklerose stellt eine Verhärtung der Arterien dar und lässt die Blutgefäße schlechter auf Blutdruckveränderungen reagieren (Schwarzer, 1996, S. 127). Sowohl die Artherosklerose als auch die Arteriosklerose sind ursächlich für eine Mangelversorgung des Körpers mit Sauerstoff, insbesondere des Herzens und des Gehirns. Physische Folgen sind die bereits genannten Krankheiten. Der Mediziner fasst zusammen, dass Übergewicht, zu hohe Cholesterin- und Blutfettwerte aber auch Stress gesundheitliche Risikofaktoren mit großer Tragweite darstellen.

Bezugnehmend auf das sozial-kognitive Modell nach Bandura wird ein „Startschuss" für alle Mitarbeiter gleichermaßen gesetzt, sich mit Risikoverhaltensweisen auseinanderzusetzen. Das TTM betreffend wird so den sich in der Präkontemplationsphase befindenden Personen ein Anreiz gegeben, das eigene Verhalten und die gewohnten Lebensweisen zu überprüfen. Im Sinne des HAPA-Modells erfahren die bisherigen

„Non-Intender" eine Risikowahrnehmung, die sie dazu motiviert, ihr Verhalten zu über-denken und ggf. eine Verhaltensänderung zu planen.

Das Team eruiert, dass Bewegungsmangel und damit einhergehendes Übergewicht, Bluthochdruck, falsche Ernährung und Stress die Hauptrisikofaktoren für Kreislaufer-krankungen sind.

Deshalb engagiert es für den Nachmittag Fachleute, die prägnante Impulsvorträge über verhaltenspräventive Interventionsmöglichkeiten halten. Dabei könnten bspw. ein Physiotherapeut für den Bereich Bewegung, ein Ernährungsberater für den Aspekt Fehlernährung und ein Psychologe für den Themenkomplex „Umgang mit Stress" ein-geladen werden. Das Team von Reservix möchte die Kollegen im Umgang mit der eigenen Gesundheit einen Kompetenzgewinn ermöglichen. Denn im Gegensatz zu genetisch bedingten Krankheiten haben verhaltensbedingte Erkrankungen einen we-sentlichen Vorteil: Das (Fehl-)Verhalten kann geändert werden, das Genom nicht.

Weiterhin plant das Team, den Kollegen konkrete Übungen und Ideen vorzuschlagen, die das Gesundheitsverhalten positiv beeinflussen. Um keinen demotivierenden Druck auszuüben, bittet das Unternehmen, dass sich die Mitarbeiter wenigstens für eine In-tervention entscheiden und diese ausprobieren. Sie wollen ihre Kollegen anregen, die jeweilige Maßnahme zehn Wochen durchzuführen und anschließend an einer be-triebsinternen Evaluation teilzunehmen.

3.3 Verhaltensprävention: Bewegung

3.3.1 Walking und Jogging

An einem zentralen Ort im Unternehmen (bspw. Cafeteria) werden sowohl für Walking als auch für Jogging Pläne ausgehängt. Um den unterschiedlichen Entwicklungsstufen der Mitarbeiter gerecht zu werden, können sich die Interessierten entweder in eine Spalte für Anfänger- oder Fortgeschrittene eintragen. Aufgrund der Impulsvorträge wissen die Mitarbeiter, dass sich nur Kollegen mit ähnlicher Fitness zusammentun sol-len. Im Sinne des HAPA-Modells aber auch des TTM wird so sichergestellt, dass sich Personen treffen, die sich bestenfalls im gleichen Stadium befinden. Die Bildung von Kleingruppen ist auch im Sinne der sozialen Komponente der Theorie von Bandura. Gruppenmitglieder können sich in schwierigen Zeiten gegenseitig ermutigen und unterstützen. So entstehen **Erfolgserlebnisse** und die **Selbstwirksamkeitserwartung** kann wachsen.

Um Personen, die sich bspw. in der Vorbereitungsphase des TTM befinden oder „Intendern", die sich in der volitionalen Phase des HAPA-Modells befinden, den Übergang in die Handlungsphase zu erleichtern, hängt das Team Routenvorschläge aus, die jeweils am Büro starten und enden. Damit wird gewährleistet, dass die sportliche Aktivität direkt vor oder nach der Arbeit ausgeführt werden kann. Denkbar wäre u. a. eine Route an der Dreisam (Fluss durch Freiburg), die weitestgehend ebenerdig verläuft und eine Route auf den Schlossberg (Hausberg von Freiburg) mit einem ordentlichen Anstieg.

3.3.2 Aktive Pausen

Das Team von Reservix beauftragt den Physiotherapeuten des Impulsvortrages dazu, einen etwa fünf bis acht Minuten dauernden Anleitungsfilm für „Pausenbewegungen" zu entwickeln. Inhalt können Rückenübungen, Entspannungsübungen, Yoga-Übungen oder Dehnübungen sein. Denkbar wäre sogar, etwa drei Anleitungsvideos zu unterschiedlichen Themenbereichen zu gestalten (bspw. Rückenentlastung, mentale Entspannung, Körperaktivierung). Eine aktive Pause dürfte dabei sowohl entspannen, aktivieren als auch mobilisieren (Mohokum/Dördelmann, 2018, S. 90). Die Mitarbeiter können direkt an ihrem Arbeitsplatz die Filme ansehen und die Übungen mitmachen. Ein Vorteil der Methode ist die zeitliche Unabhängigkeit.

3.3.3 Job-Rad

Da sich Reservix in der „Fahrradstadt Freiburg" befindet, liegt die Nutzung eines Jobrads nahe. Die Firma „JobRad" wurde 2008 in Freiburg gegründet. Die Idee ist einfach: Fahrrad statt Dienstwagen. Die Mitarbeiter würden sich ihr Wunschrad aussuchen und der Arbeitgeber least das Fahrrad. Im Zeitalter von E-Bikes können mittlerweile auch längere Strecken oder größere Anstiege bequem mit dem Fahrrad bewältigt werden. Im Rahmen einer Gehaltsumwandlung und der damit verbundenen Versteuerung spart der Arbeitnehmer etwa zu 40% des Kaufpreises. Z. B. kann durch eine monatliche Gehaltsumwandung von € 45,00 ein Fahrrad im Wert von € 1.500,00 genutzt werden. Ein € 2.950,00 teures E-Bike kann für eine Gehaltsumwandlung von monatlich € 90,00 erstanden werden. Mitarbeiter dürfen das JobRad, wie einen Firmenwagen auch für private Zwecke nutzen.

3.3.4 Betriebseigener Bewegungs- und Fitnessraum

Das Gesundheitsteam erörtert mit der Geschäftsführung die Einrichtung eines betriebseigenen Fitnessraums. Denkbar sind grundlegende Fitnessgeräte zur Stärkung der Skelettmuskulatur. Bezugnehmend auf die Prävention von Kreislauferkrankungen bietet sich die Bereitstellung von Ausdauergeräten wie Ergometer, Laufband und Stepper an.

Alternativ hierzu hält die Planungsgruppe Rücksprache mit einem nah gelegenen Fitnesscenter und fragt an, ob es spezielle Tarife geben könnte, wenn sich eine größere Gruppe von Reservix-Mitarbeitern dort für vorerst ein Jahr verbindlich anmelden würde.

3.3.5 Beratungsangebot und Planungshilfe

Speziell für Mitarbeiter, die ihr Risikoverhalten erkannt haben und ändern möchten, aber nicht wissen wie, bietet die Firma eine individuelle Beratung bei einem Experten an (bspw. der Physiotherapeut aus dem Impulsvortrag). Bezugnehmend auf die Gesundheitstheorien wird dadurch die Schwelle zwischen Vorhabenplanung und Umsetzung erleichtert.

Insbesondere Mitarbeiter, die eine Vorerkrankung haben (bspw. Knie- oder Rückenschmerzen) sollen auf diesem Weg ausdrücklich ermutigt werden, in Bewegung zu kommen.

3.4 Verhaltensprävention: Ernährung

Die verhaltenspräventiven Maßnahmen für die Ernährung müssen möglichst so gestaltet sein, dass Mitarbeiter das Gefühl haben, risikomindernde Änderungen umsetzen zu können. Eine Studie von Weinberg et al. (1984, zit. nach Pietrowsky, 2006, S. 186) zeigte, dass die Höhe der Selbstwirksamkeitserwartung der sozial-kognitiven Theorie Banduras mit der Gewichtsabnahme korreliert. Infolgedessen steigt zudem die Ergebniserwartungshaltung, welche eine gesündere Ernährung fördert.

Logischerweise ergänzen sich die beiden Erwartungshaltungen: Wer daran glaubt, dass mit einer gesunden Ernährung Risikofaktoren (bspw. Übergewicht) minimiert werden können, wird sich eher dementsprechend ernähren als eine Person, die denkt, die Maßnahmen führen zu keinem gewünschten Ergebnis. Im Sinne des HAPA-Modells soll den Mitarbeitern durch konkrete Rezeptvorschläge (als Planungshilfe) die Schwelle zur Umsetzung einer Ernährungsumstellung verkleinert werden.

3.4.1 Ernährungsaufklärung

Da Reservix über keine firmeneigene Kantine verfügt, können in verhaltenspräventiver Sicht hautsächlich Empfehlungen für eine gesunde Ernährung in Form von Aufklärung erfolgen. Hierfür überlegt sich die Planungsgruppe, mit einem Ernährungsexperten in Kontakt zu treten. Vorstellbar ist eine Zusammenstellung über grundlegende Informationen zu Lebensmitteln, die über das Intranet des Betriebs für alle zugänglich ist. Darin könnten folgende Themen enthalten sein:

1. Ernährungsbedingte Krankheiten
2. Gesunde Öle und Fette
3. Nahrungsmittel, die besonders den Cholesterinspiegel beeinflussen
4. Informationen zum Trinkverhalten
5. „Brain Food"
6. Gesunde Snacks am Arbeitsplatz: konkrete Rezeptvorschläge
7. Beispiele für Mahlzeiten mit Kalorienangaben bis 400 kcal
8. Kalorienbedarfsrechner wie er bspw. von der Techniker Krankenkasse angeboten wird (https://www.tk.de/service/app/2004134/kalorienrechner/kalorienrechner.app)
9. Anlaufstellen für Ernährungsberatung bei Unverträglichkeiten und Übergewicht
10. Informationen über Vor- und Nachteile von Diäten

3.4.2 Lieferservice für gesundes Mittagessen

Ohne firmeneigene Kantine könnte für Reservix eine Alternative darin bestehen, einen Lieferservice für gesundes Essen oder womöglich sogar speziell für im Büro Arbeitende zu finden. So würden die Mitarbeiter die Hauptmahlzeit des Tages bereits mittags statt erst abends zu Hause einnehmen. Ratsam wäre es, einen Lieferservice zu finden, der die Kalorienangaben der Speisen verzeichnet. Damit ist den Angestellten die Mühe abgenommen, selbst den etwaigen Energiewert der Mahlzeit zu erfassen.

3.5 Verhaltensprävention: Stressbewältigungstraining

Fraglich ist, ob Stress direkte Auswirkungen auf die Wahrscheinlichkeit hat, eine Kreislauferkrankung zu entwickeln. Was nicht zutrifft ist, dass Stress zwangsläufig zu einer Kreislauferkrankung führen muss. Anders als bei den Folgen von Übergewicht oder falscher Ernährung zeigen die Auswirkungen von Stress interindividuell größere Unterschiede. Stressoren, die für eine Person als krankheitsauslösend fungieren, können für ein anderes Individuum belanglos sein. Folglich hängt es stark davon ab, wie stressauslösende Faktoren individuell bewertet werden (Stark/Maragkos, 2014, S. 204). Einen Zusammenhang zwischen Stress und Kreislauferkrankungen gibt es dennoch sicher: Eine Studie der Techniker Krankenkasse belegt, dass 18 % der Menschen, die über häufigen oder ständigen Stress klagen, auch an einer Herz-Kreislauf-Erkrankung leiden (Gangl, 2009, zit. nach Daniel/Jansen, 2018, S. 61). Deshalb hat sich das Team von Reservix dazu entschieden, einen Experten für Stressbewältigungstraining zu engagieren. Inhalte von solchen Trainings sind u. a. die Vermittlung von Selbstmanagementkompetenzen und Entspannungsverfahren. Diese Maßnahmen zeigen, dass der individuellen Bewertung von Stressoren, wie in der transaktionalen Stresstheorie von Lazarus beschrieben, Rechnung getragen wird. Im Zuge dessen wird auch von „Kognitivem Stressmanagement" gesprochen (Kaluza, 2015, S. 417). Ziel ist es, die individuellen Einstellungen und Bewertungen einer Person hinsichtlich der stressauslösenden Faktoren zu verändern (Primärbewertung). Das kann z. B. mit einem Stressbewältigung nach Kaluza geschehen. Das Konzept „Gelassen und sicher im Stress" beinhaltet vier Module: Entspannen und loslassen (Entspannungstraining), förderliche Denkweisen und Einstellungen entwickeln (Mentaltraining), Stresssituationen wahrnehmen, annehmen und verändern (Problemlösetraining) sowie Erholen und genießen (Genusstraining) (Kaluza, 2015, S. 417-420). In den vier Komponenten ist deutlich eine Bezugnahme auf die transaktionale Stresstheorie von Lazarus erkennbar. Die beiden Module „Mentaltraining" und „Problemlösetraining" konzentrieren sich stark auf die Ressourcenerweiterung im Sinne der Sekundärbewertung. So wird das Repertoire an Bewältigungsstrategien vergrößert. Die Wirkung des Stressbewältigungstrainings wurde in einer Studie von Kaluza (1998,1999, zit. nach Reimann/Pohl, 2006, S. 225) bestätigt. Sechs Monate nach dem Training konnten signifikante Verbesserung im Bereich der Stressverarbeitung, eine Zunahme der positiven und eine Abnahme der negativen Befindlichkeit sowie ein verringerter Medikamentenkonsum evaluiert werden (Reimann/Pohl, 2006, S. 225).

Eine weitere Möglichkeit bieten Stressimpfungstrainings (SIT) nach Meichenbaum (2003, zit. nach Reimann/Pohl, 2006, S. 222). Das erstmals 1985 erschienene Konzept basiert ebenfalls auf der Modifikation der kognitiven Transaktionsmuster zwischen Person und Umwelt. Es gründet somit auf der Theorie von Lazarus und verfolgt die individuelle Sicht einer Person, Stressoren zu verändern und die Bewältigungsfähigkeiten zu verbessern. Das SIT beinhaltet eine Informationsphase, in der den Teilnehmern der transaktionale Prozess „Mensch – Umwelt" erläutert wird. Anschließend lernen die Teilnehmer dysfunktionale Kognitionen in ihrem Erleben und Fühlen aufzuspüren. Indem problematische Denk- und Wahrnehmungsmuster erkannt werden, können solche in einer Lern- und Übungsphase durch andere Strategien ersetzt werden (Reimann/Pohl, 2006, S. 223).

Ergänzt werden kann das Repertoire der Stressbewältigungsmaßnahmen durch Entspannungskurse wie Yoga, Progressive Muskelentspannung, Achtsamkeitsübungen, Pilates oder TaiJi.

3.6 Verhältnisprävention: Arbeitsplatzsituation

Um einen Überblick über die aktuellen Bedingungen, unter denen die Angestellten derzeit arbeiten, zu erlangen, liegt sowohl eine Befragung der Belegschaft als auch eine professionelle Begutachtung der Situation durch einen Sachverständigen nahe. Stressverursachende Komponenten können häufig durch verhältnispräventive Maßnahmen von Seiten des Arbeitgebers reduziert werden. Manchmal handelt es sich dabei um „scheinbare Kleinigkeiten" wie Geräuschpegel, Lichtverhältnisse oder Belüftung.

3.6.1 Active office

Das Konzept des "bewegten Büros" stammt aus den USA und wirkt Krankheiten, hervorgerufen durch klassische Büroarbeit und stundenlanges Sitzen, entgegen. Dadurch erhöhen sich neben der Leistungsfähigkeit auch das physische und psychische Wohlbefinden (Glöckl/Breithecker, 2018, S. 43). Beispielhaft für ein „active office" sind die auf der Abbildung zu sehenden zwei Schreibtische auf unterschiedlicher Höhe, das Sideboard und der Bewegungsraum zwischen den drei Möbelstücken.

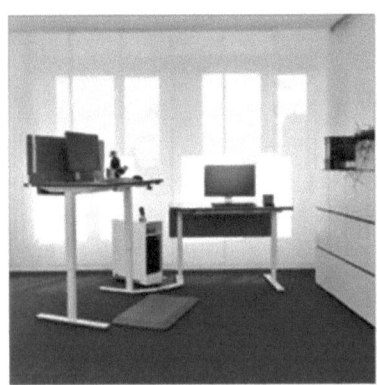

Abbildung 4:   Mögliche Anordnung eines active office
(Quelle: Glöckl/Breithecker, 2018, S. 59)

Außerdem gehören eine weiche Bodenmatte, ein dynamischer Bürostuhl und eine dynamische Stehhilfe zum Standardrepertoire (Glöckl/Breithecker, 2018, S. 58-60). Das active office zielt nicht direkt auf die Prävention von Kreislauferkrankungen ab, sondern primär auf die Prävention von Fehlhaltungen aufgrund des langen Sitzens. Dennoch ist es berechtigt, hier kurz dargestellt zu werden, weil Menschen, die keine Fehlhaltungen und daraus resultierende Schmerzsyndrome haben, bspw. eher Ausdauersportarten ausüben können.

3.6.2 Obstkorb im Betrieb

Für alle Mitarbeiter bereitgestelltes Obst ist zwar keine Innovation mehr, aber dennoch eine Aufmerksamkeit des Arbeitgebers. Das Planungsteam möchte die Geschäftsführung davon überzeugen, zusätzlich auch Mineralwasser, Tee und Kaffee für die Mitarbeiter zu Verfügung zu stellen. Bekanntermaßen führt eine zu geringe Trinkmenge bei vielen Menschen zu Kopfschmerzen, Konzen-trationsstörungen und Müdigkeit. Durch einen Mangel an Flüssigkeitszufuhr verlangsamt sich die Fließgeschwindigkeit des Blutes. Die Folge ist eine schlechtere Versorgung der Organe mit Sauerstoff und somit eine Beeinträchtigung der Arbeitsleistung. Als Erinnerungshilfe für ein regelmäßiges Trinken kann eine App wie der „Wasser Trinkwecker" dienen.

3.6.3 Betriebsmedizinscher Check-Up

Die Mitarbeiter von Reservix sollen explizit ermutigt werden, innerhalb der pflichtgemäßen jährlichen betriebsärztlichen Untersuchung ihren Blutdruck sowie die Blutzucker- und Cholesterinwerte überprüfen zu lassen. Mit einer jährlichen Kontrolle dieser Parameter wird eine frühzeitige Erkennung von Auffälligkeiten gewährleistet und insbesondere chronischen Erkrankungen entgegengewirkt. Mitarbeiter, die solche Untersuchungen nicht im betrieblichen Kontext durchführen möchten, sollten angeregt werden, die Parameter bei ihrem Hausarzt kontrollieren zu lassen.

3.6.4 Flexible Arbeitszeitmodelle

Flexible Arbeitszeitmodelle stellen eine verhältnispräventive Maßnahme dar, die Stresserkrankungen sowie chronischen Erschöpfungszuständen vorbeugen kann. Grund dafür ist, dass zum einen Arbeitnehmer mit Kindern eine Entlastung erfahren, weil alltägliche Aufgaben, wie etwa die Kinder zur Schule zu bringen, leichter mit der Arbeitsstelle vereinbar sind. Prekär ist nämlich, wenn Arbeitnehmer das Gefühl haben, nicht mehr ausreichend am Familienleben teilnehmen zu können (Faber, 2014, S. 98). Aber auch für Arbeitnehmer ohne eigene Familie und/oder mit dem Wunsch sich fortzubilden, ist die größere Flexibilität ein Mehrwert an Lebensqualität. Ein konkretes Beispiel ist der Pendler, der durch einen späteren oder früheren Beginn und entsprechend dazu ein späteres oder früheres Ende seines Arbeitstages nicht mehr so viel Zeit im stockenden Berufsverkehr verliert. Solche Maßnahmen führen dauerhaft zu mehr Zufriedenheit und folglich zu mehr Gesundheit.

3.6.5 Supervision

Zur Förderung und Verbesserung des Betriebsklimas und der Arbeitsqualität gilt die Supervision als effektive Methode. Sie kann sowohl mit Einzelpersonen als auch in Gruppen durchgeführt werden. Insbesondere die Analyse von Problemen in Gruppen, bspw. einer Abteilung, ermöglicht ein Treffen im Sinne der „sozialen Unterstützung". Im Idealfall kommt es zu gegenseitigem Verständnis und einer Sammlung an Lösungsvorschlägen. Schlippe und Schweitzer (2003, zit. nach Hahnzog, 2014, S. 303) formulieren, dass „die Folge von Supervision meist weniger Phantasien *über*einander, aber mehr handfeste Kritik *an*einander und Auseinandersetzung *mit*einander" hervorbringt.

4 Diskussion und Reflexion

Die in der Arbeit aufgeführten Ideen als verhaltens- und verhältnispräventive Maßnahmen dienen vorrangig der Gesundheitsförderung und Prävention von Kreislauferkrankungen. Da Übergewicht, häufig bedingt durch Bewegungsmangel, eine der Hauptursachen für Kreislauferkrankungen darstellt, wurde dem Kapitel der Bewegungsinterventionen ein großer Raum zugebilligt. Natürlich dient Bewegung in erster Linie dem Erwerb von körperlicher Fitness und dem Kalorienverbrauch. Sie hilft aber auch, emotionale Spannungen und Stress abzubauen, und fördert so zusätzlich indirekt die psychische Gesundheit, was sich ebenfalls präventiv auf Kreislauferkrankungen auswirkt.

Einer der wichtigsten Punkte innerhalb der betrieblichen Gesundheitsprävention ist der, die Maßnahmen so zu gestalten, dass die Schwelle hin zur Bewältigung niedrig ist. Bezugnehmend auf die sozial-kognitive Theorie von Bandura bedeutet dies, dass die Selbstwirksamkeitserwartung für jegliche Verhaltensänderung von maßgeblicher Bedeutung ist. Je höher die Selbstwirksamkeitserwartung einer Person ist, desto größer ist ihre Überzeugung, ein Vorhaben meistern zu können. Betriebe tun folglich gut daran, ihre Angebote so zu gestalten, dass die Selbstwirksamkeitserwartung steigen kann.

Ob Verhaltensänderungen gelingen und dauerhaft bestehen bleiben, hängt maßgeblich von konkreten Plänen (Schüz/Renneberg, 2006, S. 130) ab. Der Aspekt der Planung findet im HAPA-modell von Schwarzer Anwendung und kann in „Ausführungsplanung" und „Bewältigungsplanung" differenziert werden. Erstere dient vorrangig der Ausführung eines Vorhabens, während letztere sich auf die Aufrechterhaltung der Verhaltensänderung konzentriert (Schüz/Renneberg, 2006, S. 131). Eine präzise Planung geht mit einer hohen Wahrscheinlichkeit einher, dass Vorhaben realisiert werden.

Der praktische Teil dieser Arbeit fokussiert sich auf eine breite Entscheidungsgrundlage an Interventionsideen. Damit kann die Geschäftsführung der Firma Reservix die für sich realisierbaren Maßnahmen heraussuchen.

Die vorliegende Arbeit zeigt, dass nicht eine Theorie allein als „Königsweg" bezeichnet werden kann. Je nach Bedarf einer Person können Aspekte verschiedener Gesundheitsmodelle zielführend sein. Liegen die größten Schwierigkeiten z. B. in der Ausführung einer Verhaltensänderung, so bietet das HAPA-Modell und der konkreten Planungsmethode eine Unterstützung. Liegt das Problem einer Person in einem dauerhaften Gefühl gestresst zu sein, lohnt es sich, die persönliche Wahrnehmung auf dysfunktionale Kognitionen zu überprüfen.

5 Fazit und Ausblick

Zusammenfassend lässt sich eruieren, dass es eine Vielzahl an Interventionsprogram-men zur Gesundheitsprävention generell und insbesondere zu Herz-Kreislauf-Erkran-kungen gibt. Die vorliegende Arbeit konzentriert sich auf die drei Hauptursachen für Kreislauferkrankungen: Bewegungsmangel, falsche Ernährung und Stress.

Konkrete gesundheitliche Präventionsangebote am Arbeitsplatz zur Verfügung gestellt zu bekommen, kann hilfreich sein. Allerdings nur für Mitarbeiter, die grundsätzlich be-reit sind, ihr Verhalten und ihre Lebensweise zu reflektieren und ggf. zu ändern. Selbst sehr gute strukturelle Voraussetzungen garantieren nicht, dass Arbeitnehmer die An-gebote auch wahrnehmen. Ein Grund hierfür liegt möglicherweise genau an dem Set-ting „Firma". Gemeint ist damit, dass sich bspw. ein adipöser Mensch nicht in eine Walkinggruppe begeben wird, weil er dort mit Kollegen (oder sogar einem Vorgesetz-ten) zusammen ist. Oftmals leiden Menschen mit bestimmten Erkrankungen an großen Schamgefühlen. Positiv ist allerdings, dass der Betrieb insofern Hilfestellung geben kann, als dass er dem Betroffenen eine entsprechende Kontaktadresse zur Verfügung stellt. Auch die Tatsache, dass mit Kollegen oftmals über Berufliches gesprochen wird, könnte einige Personen abschrecken.

Kritisch hinterfragt werden muss die Finanzierung solcher präventiven Interventionen in einem Betrieb. Eine umfangreiche Gestaltung von Maßnahmen, wie sie in dieser Arbeit vorgestellt wurden, ist sicherlich nur in großen Unternehmen und Konzerne wie etwa Daimler Benz oder Bayer möglich. Das Problem stellt sich, was die Vielzahl mit-telständischer Unternehmen tun kann, um ihren Mitarbeitern trotz der eingeschränkte-ren finanziellen Mittel, kompetente betriebliche Gesundheitsförderung (BGF) zu bie-ten. Der Beschluss der Bundesregierung zum 01.01.2018, die BGF steuerlich zu un-terstützen, ist sicherlich ein Schritt in die richtige Richtung. Ob v. a. kleinere Unterneh-men mit dieser Regelung entsprechende Maßnahmen realisieren können, bleibt zu klären.

6 Literaturverzeichnis

Daniel, S., Jansen, L. (2018). *Grundlagen der Gesundheitspsychologie*, Studienbrief der SRH-Fernhochschule, 2. Aufl. Riedlingen.

Glöckl, J., Breithecker, D. (2018). *Active Office* – Der Arbeitsplatz als Bewegungsraum, Wiesbaden. Doi: 10.1007/978-3-658-18478-0.

Hahnzog, S. (2014). Supervision – Gemeinsam Lösungen entwickeln; In: Hahnzog, S. (Hrsg.) *Betriebliche Gesundheitsförderung – Das Praxishandbuch für den Mittelstand*, Wiesbaden, S. 303-308, Doi: 10.1007/978-3-658-02962-3.

Hammelstein, Ph. (2006). Persönlichkeitsmerkmale; In: Renneberg, B., Hammelstein Ph. (Hrsg.), *Gesundheitspsychologie*, Heidelberg, S. 61-101.

John, D., Geißer, N., Scheder, A. (2016). Denkmuster im Unternehmen reflektieren: Qualitative Evaluation des Stressmanagement-Seminars »Think Positive«; In: B. Badura et al. (Hrsg.), *Fehlzeiten-Report*, S. 215-224, Doi: 10.1007/978-3-662-49413-4_19.

Kaluza, G. (2015). Stressbewältigung; In: Linden, M., Hautzinger, M. (Hrsg.), *Verhaltenstherapiemanual*, Psychotherapie: Praxis, S. 417-421, Doi: 10.1007/978-3-642-55210-6_84.

Knoll, N., Schwarzer, U., Rieckmann, N. (2013). Einführung Gesundheitspsychologie. 3. Aufl., München.

Lippke, S., Renneberg, B. (2006). Theorien und Modelle des Gesundheitsverhaltens; In: Renneberg, B., Hammelstein, Ph. (Hrsg.), *Gesundheitspsychologie*, Heidelberg, S. 35-59.

Mohokum, M., (2018). Konzeptentwicklung; In: Mohokum, M., Dördelmann, J. (Hrsg.) *Betriebliche Gesundheitsförderung – Ein Leitfaden für Physiotherapeuten*, Berlin, S. 73-107, Doi: 10.1007/978-3-662-54694-9.

Pietrowsky, R. (2006). Ernährung; In: Renneberg, B., Hammelstein, Ph. (Hrsg.), *Gesundheitspsychologie*, Heidelberg, S. 173-194.

Schüz, B., Renneberg, B. (2006). Theoriebasierte Strategien und Interventionen in der Gesundheitspsychologie; In: Renneberg, B., Hammelstein, Ph. (Hrsg.) *Gesundheitspsychologie*, Heidelberg, S. 123-138.

Schwarzer, R. (1996). Psychologie des Gesundheitsverhaltens, 2. Aufl., Göttingen.

Schwarzer, R., Fleig, L. (2014). Von der Risikowahrnehmung zur Änderung des Gesundheitsverhaltens – Ein langer Weg. *Zentralblatt für Arbeitsmedizin, Arbeitsschutz und Ergonomie* 64 (5) S. 338-341. Doi: 10.1007/s40664-014-0055-z.

Stark, S., Maragkos, M. (2014). „Bist Du krank?!" – Psychische Störungen im Arbeitsleben; In: Hahnzog, S. (Hrsg.), *Betriebliche Gesundheitsförderung – Das Praxishandbuch für den Mittelstand*, Wiesbaden, S. 201-215, Doi: 10.1007/978-3-658-02962-3.

7 Online-Literaturverzeichnis

Betriebliche Gesundheitsförderung – Einstieg und erste Schritte, (10.12.2019), https://www.bundesgesundheitsministerium.de/ themen/praevention/betriebliche-gesundheitsfoerderung/einstieg-und-erste-schritte.html. Zugriff am 28.09.2020.

Nier, H. (29. September, 2017). Herz-Kreislauf-Erkrankungen verursachen höchste Kosten [Digitales Bild]. Zugriff am 30. September 2020, von https://de.statista.com/infografik/11301/herz-kreislauf-erkrankungen-verursachen-hoechste-kosten/

Techniker Krankenkasse, Kalorienbedarfsrechner, https://www.tk.de/service/app/2004134/kalorienrechner/kalorienrechner.app, abgerufen am 29.09.2020.

Wagner, P. (17. September, 2018). Herz-Kreislauf-Erkrankungen sind Todesursache Nr. 1 [Digitales Bild]. Zugriff am 30. September 2020, von https://de.statista.com/infografik/15480/haeufigste-todesursachen-in-deutschland/

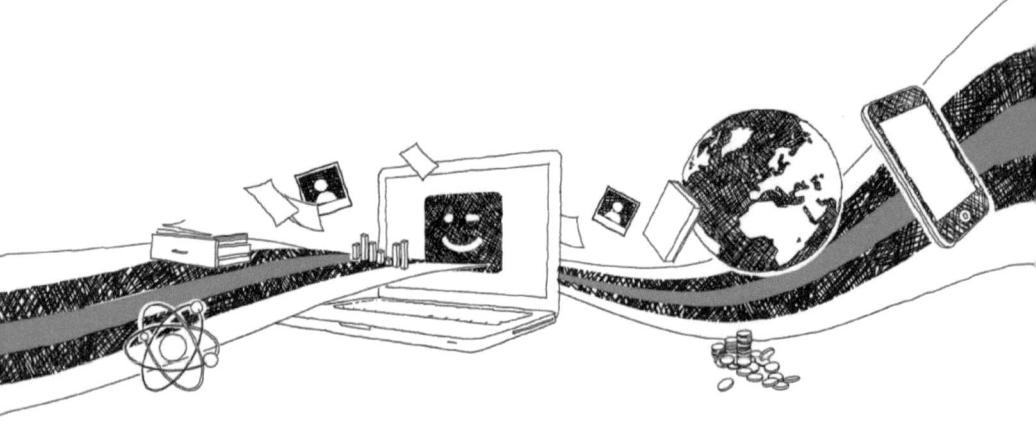
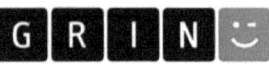